BEI GRIN MACHT SICH IHR WISSEN BEZAHLT

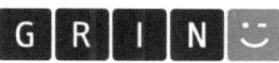

Gesundheitsförderung durch instrumentelles Stressmanagement in Unternehmen

Andrea Hämmerle

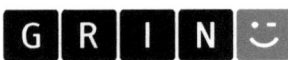

Bibliografische Information der Deutschen Nationalbibliothek:

Die Deutsche Nationalbibliothek verzeichnet diese Publikation in der Deutschen Nationalbibliografie; detaillierte bibliografische Daten sind im Internet über http://dnb.d-nb.de abrufbar.

ISBN: 9783346964939
Dieses Buch ist auch als E-Book erhältlich.

Druck und Bindung: Books on Demand GmbH, Norderstedt Germany
Gedruckt auf säurefreiem Papier aus verantwortungsvollen Quellen

Das vorliegende Werk wurde sorgfältig erarbeitet. Dennoch übernehmen Autoren und Verlag für die Richtigkeit von Angaben, Hinweisen, Links und Ratschlägen sowie eventuelle Druckfehler keine Haftung.

Das Buch bei GRIN: https://www.grin.com/document/1416145

Psychologie

Hausarbeit
Gesundheitsförderung durch instrumentelles Stressmanagement in
Unternehmen

Arbeits- und Gesundheitspsychologie II

von

Andrea Hämmerle

12. 08. 2023

Inhaltsverzeichnis

Einleitung 3

1. Begriffserklärung 4

   1.1   Stress 4

   1.2   Gesundheitsförderung in Unternehmen 5

2. Ebenen des instrumentellen Stressmanagements 7

   2.1 Erkennen von Stressoren 7

   2.2 Selbst- und Zeitmanagement 9

   2.3 Entwicklung von Problemlösungskompetenzen 10

   2.4 Selbstbehauptung 11

   2.5 Arbeitsplatzgestaltung und digitale Auszeiten 13

Fazit 14

Literaturverzeichnis 16

Einleitung

Breits Charlie Chaplin in „Modern Times" (1936) oder Alfred Döblins „Berlin Alexanderplatz" (1929) thematisierten die Unruhe, die Nervosität und das Getriebensein der Menschen, welche durch die Beschleunigung und Technisierung der Moderne in Gang gesetzt wurde (Reif et al, 2018, S. 85).

Heute wird in der Managerliteratur zur Beschreibung der Bedingungen der Arbeitswelt 4.0 oftmals auf das Akronym VUCA-Welt (volatility-uncertainty-complextity-ambiguity) zugegriffen (Bolten, 2018, S. 105). Dieser Terminus stammt ursprünglich aus dem U.S. Army-War-Collage und diente dort zur Beschreibung des Wechsels von einer symmetrischen hin zu einer asymmetrischen Kriegsführung, die am Ende des Kalten Krieges eintrat. Durch die Veränderung des Gegners, mussten vor allem die Schwächeren versuchen unkonventionell, überraschend und kostengünstiger zu agieren, um übermächtige Gegner zu besiegen (Mack, 2016, S. 4). Dieses Akronym kann durchaus als Ausdruck des herrschenden Drucks angesehen werden, welches in den Unternehmen vorherrscht. Durch die Globalisierung und Digitalisierung werden Unternehmen, Arbeitnehmern und Teams an die Belastungsgrenze herangeführt (Meyers, 2021,S. 1).

Der Suchlauf bei Google zum Begriff „Stress" ergibt aktuell über 3,7 Milliarden Treffer, zu „Stressmanagement" sind es über 2,2 Millionen. Die hohen Trefferquoten, sind ebenfalls ein Zeichen dafür, welch hohe Relevanz dieses Thema in unserer Gesellschaft aktuell hat. Um dieser enormen Stressbelastung standzuhalten ohne dabei die Gesundheit zu gefährden, greifen immer mehr Unternehmen auf Stressmanagements zurück. Hierzu gibt es verschiedene Modelle. Aktuell populär und wissenschaftlich fundiert ist das multimodale Stressmanagement, da es die Komplexität in allen Facetten darstellt und gute Lösungsansätze bietet. Es wird in drei große Handlungsfelder unterteilt: dem palliativen-, dem kognitiven, und dem instrumentellen Stressmanagement. Für eine gesamte Darstellung des multimodalen Stressmanagements ist der Rahmen der Hausarbeit zu klein. Da das instrumentelle Stressmanagement die Basis darstellt und dies selbst für kleinere Unternehmen umsetzbar ist, widmet sich diese Hausarbeit sich der Frage:

Welche Maßnahmen bietet das instrumentelle Stressmanagement zur Gesundheitsförderung in Unternehmen?

Das erste Kapitel beschäftigt sich mit den Begriffserklärungen. Hier wird zum Einen die Stressentstehung und Stressbewertung eingegangen und deren Auswirkung sowohl auf die Gesundheit als auch auf die Wirtschaft, zum Anderen wird auf die Entstehung und Relevanz der Gesundheitsförderung in Unternehmen eingegangen.

Im zweiten Kapitel werden dann die verschiedenen Maßnahmen des instrumentellen Stressmanagement skizziert, welche der Stressreduktion dienen und präventiv die Gesundheit schützen.

1. Begriffserklärung

An dieser Stelle werden zunächst die Begriffserklärungen dargelegt, die einen groben Überblick in die Thematik geben.

1.1 Stress

Stress ist eine Belastung für Körper, Seele und für die Wirtschaft. (Reif et al, 22018, S. 6). Die gesundheitsschädlichen Folgen von Stress haben an Prominenz gewonnen und in Deutschland längst das Ausmaß einer Pandemie erreicht (Matusiewicz & Kaiser, 2018, S. 448). Prinzipiell entsteht Stress immer durch Anspannung oder Druck (Meyer, 2021, S. 20). Dem Stressbegriff zugrundeliegend sind die Forschungen von dem Endokrinologen Hans Seyle (1907-1982), welcher zwischen dem positiven Eustress und dem negativen maladaptiven Disstress unterscheidet (Klug, 2009, S. 13). Auch Birkenbihl (1989, S. 53 f) unterscheidet zwischen diesen beiden Stressarten. Sie definiert Disstress als Nichtbefriedigung vitaler Bedürfnisse und das Auftreten von Gefahr bzw. die Stimulation der Unlustareale im limbischen System. Eustress hingegen heißt Befriedigung vitaler Bedürfnisse bzw. die Stimulation der Lustareale im limbischen System. Stressempfinden ist ein subjektives Phänomen, welches je nach den Lernerfahrungen des Individuums unterschiedlich entwickelt wird. Prinzipiell lässt sich aber sagen, dass Disstress immer dann ausgelöst wird, wenn ein Mensch befürchtet nicht genügend Ressourcen zu haben, um die

Anforderungen bewältigen zu können. Auch die Einschätzung der Kontrollmöglichkeiten, die vermutete Selbstwirksamkeit und positive Emotionalität sind entscheidend, ob Eustress entsteht und wir an unseren Aufgaben wachsen, oder der Disstress überhandnimmt und wir letzten Endes scheitern (Linde 2015, S. 14). Nicht nur die Qualität des Stresses hat einen Einfluss auf Maladaptivität, sondern auch der zeitliche Aspekt. Besonders im Arbeitskontext kann der Körper in der Regel mit akutem kurzfristigen Stress vergleichsweise gut umgehen, während anhaltender Stress, Situationen oftmals zu Kettenreaktionen führen. Stressforcierende Situationen und Rahmenbedingungen aus Berufs- und Privatleben greifen dann ineinander und führen durch Addition zu einer Intensivierung der einzelnen Stressoren (Hillert et al., 2018, S. 27 f).

Gesundheitsschädlich wird Stress erst dann, wenn Erholungsphasen fehlen und die durch den Stress zusätzlich bereitgestellte Energie nicht adäquat abgebaut bzw. ausgeglichen werden kann (Causevic & Endemann, 2019, S. 21; Hillert et al., 2018, S. 29; Pilz-Kusch, 2020, S. 57).

Die Folgen von chronischem Disstress können zu psychischen Krankheiten wie Burnout, Depression, Panikattacken und Gedächtnisstörungen führen. Stress kann auch körperliche Krankheiten wie z.B. Bluthochdruck, Herz-Kreislauferkrankungen Magengeschwüre oder Diabetes auslösen (Mainka-Riedel, 2013, S. 99 ff). Seit längerem ist erforscht, dass u. A. Stress ein Faktor ist, der die Tumorprogression bei verschiedenen Krebsarten begünstigt (Dobos et al., 2017, S. 32).

1.2 Gesundheitsförderung in Unternehmen

Breits im 19. Jahrhundert begannen die Überlegungen dazu, dass die Gesundheit der Arbeitnehmenden eine relevante Größe für den Unternehmenserfolg sein könnte. Im Jahr 1939 wurden in Deutschland Arbeitszeitregelungen eingeführt. 1984 wurden dann im Rahmen des Unfallversicherungsgesetzes die Unfallversicherungsvorschriften formuliert. Jedoch dauerte es bis Ende der 80iger Jahre die betriebliche Gesundheitsförderung in die Managementstrategien zu verankern (Pfannenstiel, 2018, S. 2). Diese Ansätze wurden kontinuierlich weiterverfolgt. Seit 20 Jahren gibt es nun auch in Einrichtungen des Gesundheitswesens durch das BGF (Betriebliche Gesundheitsförderung und dem BGM (Betriebliches Gesundheitsmanagement) Ansätze, welche die Arbeitssituation und die

Arbeitsbedingungen positiv beeinflussen, um u. A. stressbedingte gesundheitlichen negativen Folgen vorzubeugen (Müller, 2012, S.19). Dabei stellten sich, laut WHO, vor allem auch die strukturellen Abläufe als zentral heraus (Nöhammer & Stummer, 2011, S. 5), auf welche im folgenden Kapitel noch näher eingegangen wird.

Das Engagement der Unternehmen, gesundheitsfördernde Maßnahmen zu etablieren, hat zum Einen das Ziel, Krankenstände und die daraus resultierenden Verluste zu reduzieren, zum Anderen gehört ein BGM heutzutage auch maßgeblich zu den Faktoren, die das Image des Unternehmens bestimmen. Dies hat nicht zuletzt auch vor dem Hintergrund des Fachkräftemangels eine entscheidende Bedeutung, wenn es darum geht das Unternehmen für potentielle neue Mitarbeitenden attraktiv zu vermarkten (Ternès et al. 2017, S. 26). Die linearen Regressionsanalysen des Erasmus Medical Center von Rotterdam (2005 / 2006) ergaben, dass Arbeitnehmer:innen-Gruppen mit kritischen Arbeitsbewältigungs- werten im Vergleich zu jenen mit guten Werten, einen 21,7 % ig höheren Produktivitätsverlust erzielten (Alavina et al. 2009). Hinsichtlich des Wettbewerbs kann dies Unternehmen nicht egal sein. Strukturierte Arbeitsabläufe und gesundheitsfördernde Maßnahmen in Arbeitsprozessen sind daher wichtig um die Produktivität zu steigern (Pfannenstiel, 2018, S. 29).

Die finnischen Forschungen von Ilmainen & Oldenburg (2006) sind zu ähnlicher Schlussfolgerung gekommen. Sie betonen dass die Arbeitsfähigkeit der Mitarbeiter ganz entscheidend davon abhängt, welche Strukturen der Arbeitsprozesse, die innerbetrieblichen Führungsebenen errichten. Sie vertreten außerdem die Ansicht, das Unternehmen, die diesbezüglich die Bringschuld ausschließlich von der Belegschaft erwarten, langfristig zum Scheitern verurteilt sind. Sie betonen, außerdem, dass sich nicht die Menschen der Arbeit anpassen müssen, sondern die Arbeit muss den Menschen angepasst werden.

Gesundheitsförderung, Prävention, ergonomische Verbesserungen der Arbeitsplätze und ein, auf den Erhalt der Arbeitsfähigkeit ausgerichtetes Führungsverhalten, sind entscheidende Faktoren für den Unternehmenserfolg (Pfannenstiel, 2018, S. 29).

Daraus läßt sich schließen, dass Gesundheitsförderung nicht nur ein Aspekt der Moral und der Fürsorge ist, sondern ist auch ein entscheidender Wirtschaftsfaktor.

2. Ebenen des instrumentellen Stressmanagements

Wie im vorangegangenen Kapitel beschrieben, sind die wirtschaftlichen Folgen von Stress sowohl für Unternehmen, als auch für Sozialversicherungsträger gravierend. Das Ausmaß gibt Anlass zu nachhaltigen und präventiven Aktionen (Kaiser & Matusiewicz, 2018, S. 450).

Ziel des instrumentellen Stressmanagements liegt in der Reduzierung des individuellen Stresserlebens und der damit einhergehenden Gesundheitsförderung, sowie des persönlichen Wohlbefindens durch die Stärkung der Stressbewältigungskompetenzen, welches zu Steigerung der Innovation und der Produktivität des Unternehmens führt (Siebecke & Kaluza, 2014, S. 79).

Im Folgenden werden mögliche Ansatzpunkte skizziert. Sie erheben allerdings keinen Anspruch auf Vollständigkeit. Dies würde den Rahmen der Hausarbeit überschreiten. Sie Sind vielmehr als wissenschaftlich fundierte Anregungen und Impulse zu verstehen (Kaluza & Chevalier, 2017, S. 144 ff.; Siebecke & Kaluza, 2014; Strobel, 2015; Causevic & Endemann, 2019; Seiwert, 2014; Pilz-Kusch, 2020; Löhmer & Standhardt, 2012; Hillert et al., 2018).

2.1 Erkennen von Stressoren

Stressoren sind prinzipiell alle äußeren Anforderungsbedingungen, in deren Folge eine Stressreaktion ausgelöst wird. Dabei können diese Stressoren inhaltlich völlig unterschiedlich sein (Kaluza, 2018, S.16).

Im Kontext der Arbeitspsychologie lassen sich Stressoren in fünf Kategorien einteilen: **Physikalische Stressoren**, wie z. B. Lärm, Kälte, Hitze, ungünstige Lichtverhältnisse, enger Arbeitsplatz, flimmernde Bildschirme etc., **Organisatorische Stressoren** wie Hierarchiekämpfe, bürokratische Zwänge, unklare Zuweisung von Aufgaben und Verantwortlichkeiten. **Soziale Stressoren,** dazu gehören beispielsweise fehlende Anerkennung, schlechtes Betriebsklima, Zwischenmenschliche Konflikte, Konkurrenzdruck, isoliertes Arbeiten, geringe Entwicklungsmöglichkeiten, Diskriminierung oder Benachteiligung. **Emotionale Stressoren** wie z. B. Zwang zur Dauerfreundlichkeit, Widerspruch zwischen gefordertem Verhalten und persönlichem Gefühl, Beleidigungen, Kritik vor Kollegen, Fehlen von positivem Feedback, sexuelle Annäherungen oder Übergriffe. **Arbeitsbedingten Stressoren** können z. B. die Arbeitsmenge, Zeit- und Leistungsdruck, Multitasking, unklare Anweisungen, Softwareprobleme,

Arbeitsunterbrechungen durch E-Mails und Telefon, ständig wechselnde Zielvorgaben, unangemessene Entlohnung oder Veränderungsprozesse sein (Mainka-Riedel, 2013, S. 64 f).

Instrumentelles Stressmanagement hat das Ziel, diese Stressoren zu reduzieren oder ganz auszuschalten (Kaluza, 2018, S. 64). Doch nicht jeder Mensch hat auf die gleichen Stressoren auch die gleichen Stressreaktionen. Jeder Mensch hat persönliche **Stressverstärker** (z.B. Glaubenssätze, Bewertungen, Motive, Einstellungen) und **Schutzmechanismen** (Resilienz, Kompetenzen, Selbstwirksamkeitsempfinden), welchen einen Einfluss auf unsere Stressreaktionen haben (Kaluza, 2018, S. 16).

Deshalb ist es wichtig, sich den Stressoren erst einmal bewusst zu werden. Nach Meyer (2021, S.32) kann das Anfertigen von Stresslisten in Form von Brainstorming ein nützliches Tool, vor allem für kleine Betriebe sein (Meyer, 2021 S. 32). Um allerdings eine wissenschaftlich fundierte Durchführung von Arbeitsanalysen zur Gefährdungsbeurteilung der Gesundheit am Arbeitsplatz zu erstellen, sind standardisierte Instrumente nötig (Rusch, 2019, S. 59). Hierzu können Unternehmen Tests einsetzen, bei denen sowohl die Datenerhebung, als auch die Auswertung von arbeitswissenschaftlich geschulten Personen, anhand von Beobachtungsinterviews und Beobachtungsprotokolle, ausgeführt werden, wie z.B. SPA-S (Screening psychischer Arbeitsbelastung) oder KABA-K (Kurzform der Kontrastiven Aufgabenanalyse). Es gibt aber auch Testungen, bei denen die arbeitswissenschaftliche Person lediglich die Daten auswertet, die Erhebung erfolgt durch die Arbeitspersonen selbst. Hierfür werden standardisierte Fragebögen wie z.B. ISTA (Instrument zur stressbezogenen Tätigkeitsanalys) oder SPA-P1 (Screening psychischer Arbeitsbelastung) verwendet (Metz & Rothe, 2017, S. 29). Die beiden Verfahren unterscheiden sich vor allem in ihrer Objektivität. Wenn die Datenerfassung über die Arbeitsperson getätigt wird, fließt das subjektive Empfinden dieser Person unweigerlich mit ein, was zu Verzerrungen im Ergebnis führen kann. Dafür kennt dieser die Arbeitssituation detailreicher, als dies der Fall ist, wenn die Datenerhebung durch eine externe Person erfolgt und ist zeit- und kosteneffizienter. Zapf (1989, S. 134) kommt allerdings zu dem Schluss, dass die beiden methodischen Zugänge miteinander kombiniert werden sollten, da es eine höhere Bedeutung hat, wenn die Ergebnisse der arbeitsanalytischen Untersuchungen zwischen den Urteilen von externen Untersuchern und der betroffenen Arbeitsperson Übereinstimmungen vorliegen. Hier sind jedoch Kosten- Nutzenabwägungen mitentscheidend.

2.2 Selbst- und Zeitmanagement

Zeit ist eine physikalische Größe. Zwar steht nicht jedem Menschen die gleiche Lebenszeit zur Verfügung, doch die tägliche Zeit ist für alle Menschen gleich. Jeder Person stehen genau 24 Stunden pro Tag zur Verfügung (Rusch, 2019, S. 113). Da man Zeit nicht Lagern kann, wie beispielsweise materielle Güter, ist eine richtige Planung und Organisation umso wichtiger (Said, 2014,S. 746). In erster Linie geht es im Zeitmanagement darum, sich den individuellen Umgang mit Zeit bewusst zu machen um sie sinnvoll einzuteilen zu können. Zeitmanagement ist immer auch als Selbstmanagement zu verstehen (Rusch, 2019, S. 113). Es zielt darauf ab, die besten Leistungen zu erbringen und gleichzeitig den Druck zu reduzieren, damit die anstehenden Arbeiten schneller, mit weniger Aufwand und weniger Stress bewerkstelligt werden können (Said, 2014, S. 746). Zeitmanagement ist demnach eine Methode, mit der man Zeit so organisieren kann, dass jede Entscheidung, die diesbezüglich getroffen wird, nützlich, konstruktiv und für unsere Lebensstrukturen von größtem Nutzen ist (Hashemzadeh et al., 2011, S. 2536).

Jeder Mensch besitzt seine eigene charakteristische tägliche Leistungskurve, welche sich durch den Wechsel von energiereichen und energiearmen Phasen auszeichnet. Kaluza (2018, S. 274) ist deshalb der Ansicht, dass es für einen gesunden Gebrauch von Zeit wichtig ist, die Routineaufgaben und Aufgaben geringerer Priorität in Phasen zu erledigen, in denen der Energiepegel allmählich steigt (Up - Phase). In der sogenannten „Prime-Time", der Phase mit dem höchsten Energieniveau, sollten dann die Aufgaben mit der größten Priorität und der größten Herausforderung bearbeitet werden. Wenn der Energiespielgel sinkt, sollte man die Zeit für Erholung und Entspannung nützen. Signale für einen Pausenbedarf, zeigen sich durch Tagträume, Gähnen, leichtem Appetit oder dem Wunsch sich zu recken. Hier wäre es sinnvoll eine kurze Pause zur Regeneration einzulegen, anstatt weiterzuarbeiten und in der Konsequenz im Anschluss in eine länger anhaltende Müdigkeit zu fallen. Dies spart nicht nur Zeit, weil die Erholungsphasen kürzer sind, sondern auch wichtige Kraftressourcen (Querheim, 2010, S. 133). Des Weiteren empfiehlt Kaluza (2018, S. 274), einen Zeitpuffer von 30 - 40 % einzuplanen, um Unerwartetes, Störungen oder spontane Aktivitäten abfedern zu können. So wird effektiv Stress durch Zeitknappheit verhindert.

Wright (2002, S. 3 f) hat zum gesunden Zeitmanagement eine etwas andere Theorie, die „Pickle jar theory". Sie basiert darauf, dass Aufgaben und Verpflichtungen in einer bestimmten Reihenfolge ihrer Wichtigkeit geordnet werden, unabhängig von der subjektiven Leistungskurve, wie das eben skizziert, bei dem Zeitmanagement von Kaluza der Fall ist. Hierbei stellt das Einmachglas eine Analogie zu Wright´s Theorie dar. Das Glas steht für einen durchschnittlichen Tag, welches mit Steinen verschiedener Größen gefüllt werden soll. Dabei stellen die großen Steine, schwierige Aufgaben mit hoher Priorität oder wichtige Verpflichtungen dar. Die Kieselsteine stehen für Routinearbeiten und einfache Angelegenheiten, die eben getan werden müssen. Der Sand hingegen steht für Tätigkeiten, die wir wirklich gerne machen. Schließlich gibt es dann noch unvorhersehbare Dinge, die alles etwas durcheinanderbringen und überall hineingeraten. Dafür steht das Wasser. Füllt man das Glas zuerst mit Kieselsteinen, oder Sand haben die großen Steine keinen Platz mehr und wenn man zuerst das Wasser einfüllt, läuft zu guter Letzt alles über. Füllt man allerdings das Glas zuerst mit den großen Steinen, ist immer noch Platz für Kies, dann für Sand und obwohl das Glas schon völlig voll ist, passt immer noch etwas Wasser rein. D.h. indem man zuerst sicherstellt, dass die großen Prioritäten erledigt werden, kann man dann die kleineren, aber weniger wichtigen Dinge einfließen lassen. Selbst überraschende Angelegenheiten können noch dazwischen geschoben werden. So hat man an einem einzigen Tag Zeit für alles, was getan werden muss, während man sich trotzdem entspannen und Spaß haben kann. Wichtig ist hierbei, sich bewusst zu werden, welche Aufgaben die großen und welche die kleine Steine sind.

2.3 Entwicklung von Problemlösungskompetenzen

Spricht man im Arbeitskontext vom Problemlösen, so bedeutet dies immer ein Beseitigen eines Hindernisses, oder das Schließen einer Lücke in einem Handlungsplan, durch bewusste kognitive Aktivitäten, welche das Erreichen des beabsichtigten Zieles ermöglicht (Lippmann, 2018, S. 242).

Problemlösekompetenz ist ein Element von Resilienz und Kreativität. Damit sich ein Individuum psychisch widerstandsfähig entwickeln und seine Kreativität entfalten kann, bedarf es einer Unternehmenskultur, in der es den Angestellten zugetraut wird, selbständig und eigenverantwortlich an Problemstellungen zu arbeiten und an ihnen zu wachsen (Höflich, 2016, S. 1). Dies stärkt die Selbstwirksamkeitsüberzeugung, welche nach Lazarus und Folkman (1984) einen signifikanten Einfluss darauf hat, ob wir eine Tätigkeit als eine herausfordernde Aufgabe oder als ein Problem oder sogar als Überforderung oder gar Bedrohung empfinden, was in Folge zu maladaptiven Stressreaktionen führen kann.

Um Problemlösekompetenzen zu fördern, bedarf es einem stabilem, Sicherheit bietenden Rahmen, indem es aufgrund von kreativen Freiheiten und einem Unterstützungssystem möglich ist, Perspektiven für neues flexibles und außergewöhnliches Vorgehen zu eröffnen (Höflich, 2016, S. 1).

Bezieht man das Problemlösen auf Routineaufgaben, kann jedoch auch ein weniger kreatives, sondern ein systematisches Problemlösen sinnvoll sein. Durch das mehrmalige Üben und Anwenden eines bestimmten Schemas, kann das Problemlösen automatisiert werden, sodass die bewusste Verarbeitung automatisch, oder teilautomatisch aktiviert wird. Somit werden durch zunehmende Erfahrung und Automatisierung kognitive Kapazitäten frei, welche zu Entspannung führen können (Lippmann, 2018, S. 134). Kritisch dabei anzumerken ist, das eine dauerhafte Automatisierung bzw. regelbasierte Problemlösestrategien und Konzeptualisierungen, zu Lasten der Kognitiven Flexibilität führen, was zur Folge haben kann, dass erst gar keine anderen Lösungsmöglichkeiten mehr in Betracht gezogen werden. Auch wird dadurch die Fähigkeit vermindert, Dinge neu zu bewerten und neue Handlungsmöglichkeiten wahrzunehmen oder neu zu entdecken. Fehlende Innovationen führen langfristig zu einer Stagnation im Unternehmen. (Chrysikou & Weisberg, 2005, S. 1135 ff). Um zu evaluieren, ob es für Unternehmen sinnvoller ist, auf automatische oder kreative Problemlösestrategien zu setzen, oder diese sinnvoll kombiniert werden können, wäre eine umfangreiche Betrachtung der einzelnen Brachen, der abhängigen Faktoren und deren Vor- und Nachteile notwendig, welche den Rahmen dieser Hausarbeit übersteigen würde.

2.4 Selbstbehauptung

Die Selbstbehauptung ist eine Komponente der sozialen Kompetenz. Man versteht darunter die eigenen Interessen und Bedürfnisse angemessen zu wahren und gegenüber anderen zu vertreten. Dies ist ein wichtiger Schutz um sich selbst vor Überforderung und Stress zu bewahren (Kaluza, 2014, S. 104).

Doch Selbstbehauptung ist nicht als Rücksichtslosigkeit oder Egoismus zu verstehen, sondern vielmehr als Beitrag, Beziehungen zu anderen Menschen offener und vertrauensvoller zu gestalten (Kaluza, 2014, S. 108).

Das Erlernen von Durchsetzungsfähigkeit ist nicht nur der Schlüssel zur Verbesserung persönlicher Kompetenzen, sondern es resultieren daraus auch tiefere und zufriedenstellende Beziehungen (Hamoud et al., 2011, S. 7). Diese Stärkung und die daraus resultierende Verringerung der sozialen Konflikte, wirken sich stressreduzierend aus und helfen gleichzeitig dabei, in schwierigen Zeiten soziale Unterstützung zu finden (Pipas und Jaradat, 2010, S. 9). Durchsetzungsvermögen wirkt sich also nicht nur stressreduzierend aus, sondern wirkt gleichzeitig schützend als Resilienzfaktor (Burisch, 2013, S. 183 ff).

Dem steht allerdings eine Studie von Eldeep et al., (2014) entgegen. Diese untersuchte mittels einer Pilotstudie mit 317 Student:innen, ob es einen Zusammenhang zwischen dem Grad der Durchsetzungsfähigkeit und dem Stressniveau von Krankenpflegeschüler:innen der Universität Menoufyi gibt. Hierfür verglichen sie Student:innen aus dem 2.Semester mit Student:innen aus dem 4. Semester. Sie stellten fest, dass Studenten im 2. Semester einen höheren Mittelwert an Durchsetzungsvermögen, als auch einen höheren Mittelwert des Stressnivaeu aufwiesen, als die Studente:innen aus dem 4. Semester.

Es gab in beiden Semestern eine statistisch signifikante positive Korrelation zwischen Stress und Durchsetzungsvermögen. Kritisch zu betrachten ist bei dieser Studie allerdings, dass nicht untersucht wurde, welche Faktoren spezifisch zu dieser Stresserhöhung und zur Steigerung der Durchsetzungsfähigkeit bei den Student:innen aus dem 2. Semester geführt haben. Dies wäre relevant zur eindeutigen Klärung, ob es über die Korrelation hinaus, auch einen kausalen Zusammenhang gibt.

Eine indische Studie von Parray & Kumar (2017) untersuchte die Auswirkungen des Selbstbehauptungstrainings (AT) auf die Selbstbehauptung und dem Stressniveau. An dieser Studie, welche mittels Vor- und Nachhertests durchgeführt wurde, nahmen 13 Schüler:innen teil. Die Ergebnisse dieser Studie bestätigten unter anderem auch, dass das Selbstbehauptungstrainigsprogramm nicht nur das psychische Wohlbefinden und die Leistung signifikant verbesserte, sondern dass es auch einen positiven Einfluss auf ihr Stressniveau hatte, jedoch nicht signifikant. Kritisch zu betrachten ist bei dieser Studie sicherlich die geringe Stichprobengröße. Auch wurde die Auswahl der Schüler nicht randomisiert, sondern gezielt ausgewählt. Welche Kriterien hier gewählt wurden, wird in der Studie nicht erläutert.

Es gilt zwar als allgemein gültig (Pipas & Jaradat, 2010, S. 11), das Selbstbehauptung u. a. stressreduzierend wirkt, ganz eindeutig scheint der Sachverhalt diesen zwei Studien zu Folge jedoch nicht zu sein.

2.5 Arbeitsplatzgestaltung und digitale Auszeiten

Betriebliche Arbeitsprozesse sind in nahezu allen Branchen von der Digitalisierung durchzogen. Obwohl die Digitalisierung viele Vorteile mit sich bringt, ist der Einsatz dieser Technologien oftmals auch mit erhöhter Stressbelastung der Arbeitnehmenden verbunden. Dies gründet einerseits darauf, dass die Belastung durch die Menge an Informationen stark angestiegen ist, anderseits sind Mitarbeiter:innen ständigen Innovationen und Veränderungsprozesse ausgesetzt. Dazu kommt die Vermischung von Privat- und Berufsleben durch die Kommunikationstechnologien. Diese Art von Erfahrungen werden in der Literatur als digitaler Stress bezeichnet (Ragu-Nathan et al., 2008; Tarafdar et al., 2007).

Internationale Untersuchungen haben Ergeben, dass ein Zusammenhang zwischen digitalem Stress und Burnout besteht (Khedhaouria & Cucchi, 2019; Srivastava et al., 2015). Deshalb ist der Umgang mit der Digitalisierung in Unternehmen im Zusammenhang mit der Gesundheitsförderung relevant. In einer aktuellen Studie von Wrede at.al (2023) wurde untersucht, welchen Einfluss Achtsamkeit am digitalen Arbeitspatz hat. In dieser Studie wurde festgestellt, dass die Bedingungen am Arbeitsplatz mit entsprechenden Interventionen den Stress der Mitarbeitenden reduzieren können. Eine wichtige Komponente ist hier die Möglichkeit von beweglichen Pausen zu gewährleisten. Allerdings konnte zusätzlich nachgewiesen werden, dass digitale Technologien die Selbstwahrnehmungen verschlechtern können. D.h. in diesem Zusammenhang, dass oftmals beim Arbeiten mit digitalen Technologien das einlegen von Pausen nicht als notwendig empfunden wird. Zeit und Konkurrenzdruck können hier zusätzlich verstärkend wirken. Weiter wurde in dieser Studie festgestellt, das Achtsamkeitstrainings dazu führen können, die sensorische Wahrnehmung des eigenen Körpers zu verbessern. Dies wirkt positiv dem digitalen Stress entgegen und verhindert die Abstumpfung der eigenen sensorischen Wahrnehmung. Digitale Auszeiten sind mittlerweile in vielen Ländern, wie z.B. in Österreich fest im Arbeitsrecht verankert. Hier gilt beispielsweise: „Wenn Sie täglich mehr als zwei Stunden ununterbrochen am Bildschirm arbeiten oder mehr als drei Stunden mit Unterbrechungen, steht Ihnen nach jeweils 50 Minuten eine zehnminütige bezahlte Pause oder ein Tätigkeitswechsel zu " (Arbeiterkammer, 2023). Auch (Däfler, 2022, S. 215) ist der Ansicht, dass 5-10 minütige Pausen alle 1,5 - 2 Stunden Stress reduzieren und ein wichtiger Faktor zur Gesundheitsförderung sind. Ergänzend sollte man die Pausenplanung bewusst gestallten um auch einen Erholungswert zu erzielen, der die „Akkus" wieder auflädt. Was das der Arbeitnehmende als einspannend und stärkend empfindet, ist individuell unterschiedlich, es kann beispielsweise das Musikhören helfen, ein kleiner Spaziergang oder einfach nur das Plaudern mit Kollegen oder das Telefonieren mit den Eltern, Kindern oder dem Partner.

Aber nicht nur durch zeitliche Gestaltung der Erholungsphasen wie z.B. durch sinnvolle Pausen, sondern auch durch die räumliche Arbeitsplatzgestaltung, kann Stress reduziert werden. Dazu gehört beispielsweise das Einschränken unnötiger Lärmquellen, Tageslichtlampen, gute Belüftungsmöglichkeiten, Klimatisierung etc. (Mainka-Riedel, 2013, S. 64 f).

Fazit

Durch die zunehmenden Technologiesierung und damit einhergehenden schnellen und stetigen Veränderungsprozessen, sind Mitarbeitende der Unternehmen einer hohen Stressbelastung ausgesetzt. Dies kann zu psychischen und physischen Belastungen bis hin zu schwerwiegenden Erkrankungen führen. Das instrumentelle Stressmanagement soll eine Hilfestellung für Unternehmen darstellen, gezielt Stress und seine negativen Folgen zu verringern.

Über das erstellen von Stresslisten, Screening Verfahren oder standardisierte Fragebögen können Stressoren erkannt und notwendige Schritte zur gezielten Verbesserung der jeweiligen Situation eingeleitet werden.

Mit dem Einsatz einer bewussten Strategie der Zeiteinteilung, welche entweder an die persönlichen Leistungskurve adaptiert, oder nach der Relevanz der zu erledigenden Aufgaben angepasst werden kann, wird Stress durch Zeitknappheit vermieden.

Ebenfalls ein wichtiger Teilbereich zur Stressreduzierung ist die Entwicklung von Problemlösekompetenzen. Damit sich ein Individuum psychisch widerstandsfähig entwickeln kann, bedarf es einer Unternehmenskultur, in der es den Angestellten zugetraut wird, selbständig und eigenverantwortlich an Aufgaben zu arbeiten und an ihnen zu wachsen. Des Weiteren ist die Selbstbehauptung ein weiterer Teilbereich des instrumentellen Stressmanagements. Es ist allgemein anerkannt, dass Selbstbehauptungsfähigkeiten auf allen Ebenen des Gesundheitswesens unerlässlich sind. Sie können Beziehungen stärken, konfliktbedingten Stress reduzieren und in schwierigen Zeiten soziale Unterstützung bieten.

Der letzte und auch sehr wichtige Teilbereich ist die Arbeitsplatzgestaltung und das Einhalten von digitalen Auszeiten. Zum Einen geht es hier um eine sinnvolle räumliche Gestaltung des Arbeitsplatzes und um körperliches Wohlbefinden zu generieren, zum Anderen geht es darum, durch das sinnvolle Einlegen von Pausen dem digitalen Stress entgegenzuwirken und die Akkus zu füllen, bevor sie ganz ausgebrannt sind.

Auch wenn jede/r Mitarbeitende in einem Unternehmen natürlich eine Selbstverantwortung in seinem/ihrem jeweils subjektiven Stresserleben und dem damit eingeleiteten Umgang mit Stress hat, können sie doch vieles dazu beitragen, gute Rahmenbedingungen für stressärmere Arbeitswelten zu schaffen. Auch können Unternehmen ihren Mitarbeiter:innen wichtige Impulse z. B. in Form von Workshops oder Trainings geben, in denen sie lernen können, wie sie gesünder mit ihren eigenen Ressourcen umgehen können oder ihre Stressresilienz stärken um gesünder in der VUCA-Welt zu leben.

Literaturverzeichnis

Alavina S. M., Molenaar D., Burdorf A. (2009) Productivity lost in the Workforce: Associations with health, work demands, and individual characteristics. In: Am J. Ind Med. 52 (1):49–56.

Birkenbihl, V. (1989). Freude durch Stress (16.Auflage). München: Mvg Verlag.

Burisch, M. (2013). Das Burnout-Syndrom. *Theorie der inneren Erschöpfung.* Berlin: Springer Verlag.

Bolten, J., & Berhault, M. (2018). VUCA-World, virtuelle Teamarbeit und interkulturelle Zusammenarbeit. *Digitalisierung und (Inter-) Kulturalität. Formen, Wirkung und Wandel von Kultur in der digitalisierten Welt. Stuttgart: Ibidem Verlag. S*, 105-131.

Causevic, E., & Endemann, C. (2019). *Stress bewältigen – Entspannt studieren.* Leiden/Niedelande: Ferdinand Schöningh Verlag.

Chrysikou, E. G., & Weisberg, R. W. (2005). In die falschen Fußstapfen treten: Fixationseffekte von Bildbeispielen in einer Design-Problemlösungsaufgabe. *Zeitschrift für experimentelle Psychologie: Lernen, Gedächtnis und Kognition, 31*, 1134-1148.

Däfler, M. N. (2022). Fit für die digitale Arbeitswelt - *Erfolgreich in die berufliche Zukunft mit dem Kompetenz-MUSKEL-Modell* Berlin: Springer *Verlag.* https://doi.org/10.1007/978-3-658-36580-6

Dobos, G., Voiß, P., Choi, K.E., Sherko K., Paul A., (2017) Krebs und Stress- *Folgen und mögliche Auswege.* Uro-News 21, S. 32–37. https://doi.org/10.1007/s00092-017-1447-0

Eldeeb, G. A., Eid, N. M., & Eldosoky, E. K. (2014). Assertiveness and stress among undergraduate nursing students at Menoufyia University. *Journal of Natural Sciences Research, 4*(4), 30-37.

Hamoud S., Abd El Dayem S., and Ossman L.(2011). The Effect of an Assertiveness Training Program on Assertiveness skills and Self-Esteem of Faculty Nursing Students. Journal of American Science, 2011;7(12)

Hashemzadeh, G. R., Ranjbar, V., Moosavi, S. T., & Eidi, F. (2011). The Role of Organizational Culture in the Establishment of Time Management (A Case Study: Mines and Mineral Industries). *Aust. J. Basic & Appl. Sci, 5*(12), 2536-2543.

Hillert, A., Koch, S., & Lehr, D. (2018). Burnout und chronischer beruflicher

Stress. *Ein Ratgeber für Betroffene und Angehörige, Ratgeber zur Reihe Fortschritte der Psychotherapie* (Bd. 39). Göttingen: Hogrefe Verlag.

Höflich, S. (2016). Können Probleme kreativ und stark machen? Problemlösekompetenz als gemeinsamer Nenner von Resilienz und Kreativität. *R&E-SOURCE*, (6).

Ilmarinen J., Oldenbourg R.(2006) Die Arbeit muss sich den Menschen anpassen, nicht umgekehrt; 30 Jahre BKK Gesundheitsreport, 544 BKK Berlin, Betriebskrankenkasse (BKK, Hrsg.), Berlin.

Kaiser, L., & Matusiewicz, D. (2018). Effekte der Digitalisierung auf das betriebliche Gesundheitsmanagement (BGM). *Digitales Betriebliches Gesundheitsmanagement: Theorie und Praxis*, 1-34. https://doi.org/10.1007/978-3-658-14550-7

Kaluza, G. (2014). *Gelassen und sicher im Stress: psychologisches Programm zur Gesundheitsförderung* (5. Auflage).Berlin: Springer-Verlag. https://doi.org/10.1007/978-3-642-41677-4

Kaluza, G. (2018). *Stressbewältigung: Trainingsmanual zur psychologischen Gesundheitsförderung* (4. Auflage). Heidelberg-Berlin: Springer-Verlag. https://doi.org/10.1007/978-3-662-55638-2

Kaluza, G., & Chevalier, A. (2017). Stressbewältigungstrainings für Erwachsene. In R. Fuchs & M. Gerber (Hrsg.), *Handbuch Stressregulation und Sport* (S. 143–162). Heidelberg-Berlin: Springer Verlag.

Khedhaouria, A. & Cucchi, A. (2019). Technostress creators, personality traits, and job burnout: A fuzzy- set configurational analysis. *Journal of Business Research, 101*, 349–361.

Klug, K.: Das Energietopf-Modell- *Von Stressmanagement zu Burnoutprophylaxe.* In: Psychologie in Österreich, Jahrgang 29, 2009, Heft 1, S. 12-20.

Lazarus, R. S., & Folkman, S. (1984). *Stress, appraisal, and coping.* Springer publishing company.

Linde D. (2015). Bournout vermeiden-Berufsfreude finden. *Praxisleitfaden zum Restart für Lehrer und pädagogische Fachkräfte.* Heidelberg-Berlin: Springer Verlag.

Lippmann, E., Pfister, A., & Jörg, U. (Eds.). (2018). *Handbuch Angewandte Psychologie für Führungskräfte: Führungskompetenz und Führungswissen.* Springer-Verlag.

Löhmer, C., & Standhardt, R. (2012). Timeout statt Burnout - *Einübung in die Lebenskunst der Achtsamkeit*. Stuttgart: Klett Verlag.

Mack, O., & Khare, A. (2016). Perspectives on a VUCA World. In *Managing in a VUCA World* (pp. 3-19). Springer, Cham.

Mainka-Riedel, M. (2013). Stress – von der Entstehung bis zu den Auswirkungen. In: Stressmanagement - Stabil trotz Gegenwind. Wiesbaden: Springer Gabler Verlag. https://doi.org/10.1007/978-3-658-00931-1_3

Matusiewicz, D., & Kaiser, L. (2018). Digitales betriebliches Gesundheitsmanagement. *Theorie und Praxis*. Wiesbaden: Springer Gabler. https://doi.org/10.1007/978-3-658-14550-7

Metz, A.M., Rothe, H.J. (2017). Psychische Belastung, psychische Beanspruchung und Beanspruchungsfolgen. In: Screening psychischer Arbeitsbelastung. Wiesbaden: Springer Verlag. https://doi.org/10.1007/978-3-658-12572-1_2

Meyer, K. (2021). Multimodales Stressmanagement - *Einordnung und Abgrenzung von Stress, Stressmanagement, Resilienz und Burnout*. (pp. 13-28). Wiesbaden: Springer Verlag. https://doi.org/10.1007/978-3-658-34827-4

Müller, B. (2012). Betriebliche Gesundheitsförderung im Spannungsfeld zwischen Selbstfürsorge und Unternehmensgestaltung. *HeilberufeScience*, *3*, 19-19. https://doi 10.1007/s16024-012-0129-9

Nöhammer, E., & Stummer, H. (2011). Die Bedeutung des Settings für die Bereiche Prävention und Gesundheitsförderung. *Prävention und Gesundheitsförderung*, *6*(1), 5-5. https:// doi 10.1007/s11553-010-0284-8

Reif, J., Spieß, E., & Stadler, P. (2018). Effektiver Umgang mit Stress. *Gesundheitsmanagement im Beruf*. Berlin: Springer Verlag. https://doi.org/10.1007/978-3-662-55681-8

Rusch, S. (2019). Stressmanagement- *Ein Arbeitsbuch für die Aus-, Fort- und Weiterbildung* (2.Auflage) Berlin: Springer Verlag.

Said, N. B. (2014). Time management in nursing work. *International Journal of Caring Sciences*, *7*(3), 746-749.

Seiwert, L. (2014). Kursbuch Zeitnah leben – *Wie Sie Ihre Lebensbalance auf Kurs bringen* (4. Aufl.) Seiwert_Kursbuch-zeitnah-leben.pdf (lothar-seiwert.de) [28.1.2023].

Siebecke, D., Kaluza, G. (2014). Stressmanagement. In C. Lorei & F.

Hallenberger (Hrsg.), *Grundwissen Stress* (S. 47–84). Verlag für Polizeiwissenschaft.

Srivastava, S. C., Chandra, S. & Shirish, A. (2015). Technostress creators and job outcomes: Theorising the moderating influence of personality traits. *Information Systems Journal, 25*(4), 355–401.

Parray, W. M., & Kumar, S. (2017). Impact of assertiveness training on the level of assertiveness, self-esteem, stress, psychological well-being and academic achievement of adolescents. *Indian Journal of Health and Wellbeing, 8*(12), 1476-1480.

Pfannstiel, M. A., & Mehlich, H. (2018). *BGM–Ein Erfolgsfaktor für Unternehmen.* Wiesbaden: Springer Fachmedien. https://doi.org/10.1007/978-3-658-22738-8.

Pilz-Kusch, U. (2020). *Burnout, Frühsignale erkennen – Kraft gewinnen, Das Praxisübungsbuch für Trainer, Berater und Betroffene* (2. Aufl.). Weinheim: Beltz Verlag.

Pipas M. & Jaradat M. (2010). Assertive Communication Skills. Annales Universitatis Apulensis Series Oeconomica, 12(2).

Portal der Arbeiterkammern (2023). https://www.arbeiterkammer.at/beratung/ArbeitundGesundheit/psychischebela stungen/Pause_machen.html [04.02.2023]

Quernheim, G. (2010). Und jetzt Sie – *Selbst- und Zeitmanagement in Gesundheitsberufen* (2. Auflage) Heidelberg – Berlin: Springer Verlag. https://doi.org/10.1007/978-3-662-57465-2

Ragu-Nathan, T. S., Tarafdar, M., Ragu-Nathan, B. S. & Tu, Q. (2008). The consequences of technostress for end users in organizations: Conceptual development and empirical validation. *Information Systems Research, 19*(4), 417–433.

Siebecke, D., & Kaluza, G. (2014). Stressmanagement. In C. Lorei & F.Hallenberger (Hrsg.), *Grundwissen Stress* (S. 47–84). Verlag für Polizeiwissenschaft.

Strobel, I. (2015). *Stressbewältigung und Burnout-Prävention. Einzelberatung und Leitfaden für Seminare.* Haug.

Tarafdar, M., Tu, Q., Ragu-Nathan, B. S. & Ragu-Nathan, T. S. (2007). The Impact of Technostress on Role Stress and Productivity. *Journal of Management Information Systems, 24*(1), 301–328.

Ternès A., Klenke B., Jerusel M., Schmidtbleicher B. (2017). Integriertes

Betriebliches Gesundheitsmanagement. Wiesbaden: Springer Fachmedien. DOI 10.1007/978-3-658-14640-5

Wrede, S. J., Esch, T., & Michaelsen, M. M. (2023). Mindfulness in the Digital Workplace: an explorative study of the compatibility of mindfulness and technology.

Wright, J. (2002). Time management: The pickle jar theory. *A List Apart*, *146*, 1-5

Zapf, D. (1989). Selbst-und Fremdbeobachtung in der psychologischen Arbeitsanalyse: *Methodische Probleme bei der Erfassung von Stress am Arbeitsplatz*. Verlag für Psychologie, Hogrefe.

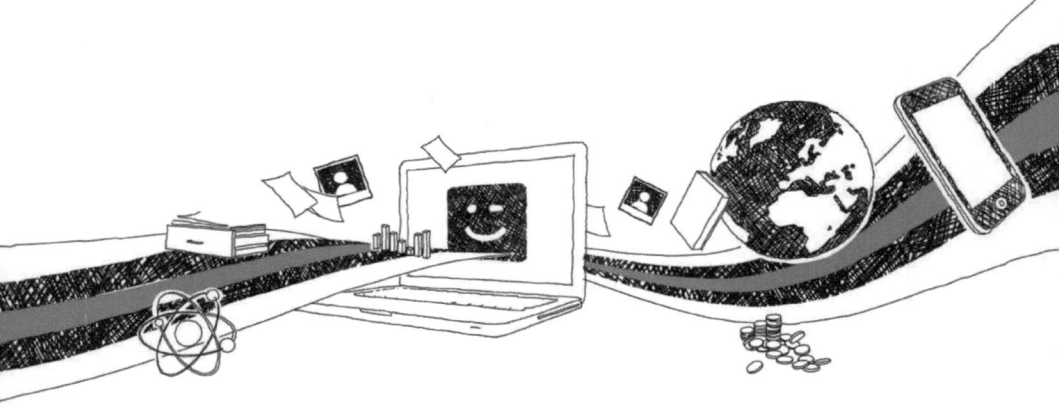